# DE L'ÉTAT ACTUEL

### DE

# L'ASSISTANCE DES ÉPILEPTIQUES

### ET DE

## LA NÉCESSITÉ DE LES HOSPITALISER

### PAR


**LE Dr A. LACOUR**

MÉDECIN DE L'HOSPICE DE L'ANTIQUAILLE.


> La charité publique n'est pas organisée en France de
> manière à offrir aux épileptiques les secours de traitement
> médical, de refuge et de protection auxquels ils ont droit.
>
> PARCHAPPE.

> Pour parler sciemment des épileptiques, il faut les
> avoir observés de bien près, avoir noté les oscillations
> de leur intelligence, les contrastes de leur caractère et
> les soudainetés de leurs déterminations.
>
> LEGRAND DU SAULLE.


## LYON

### LIBRAIRIE MÉDICALE DE J.-P. MÉGRET

QUAI DE L'HÔPITAL, 58

### 1878

# DE L'ÉTAT ACTUEL

## DE

# L'ASSISTANCE DES ÉPILEPTIQUES

### ET DE LA NÉCESSITÉ DE LES HOSPITALISER

## Extrait du Lyon Médical

Lyon, Assoc. typ. — C. Riotor, rue de la Barre, 12.

# DE L'ÉTAT ACTUEL

## DE

# L'ASSISTANCE DES ÉPILEPTIQUES

### ET DE

## LA NÉCESSITÉ DE LES HOSPITALISER

PAR

### LE Dʳ A. LACOUR

MÉDECIN DE L'HOSPICE DE L'ANTIQUAILLE.

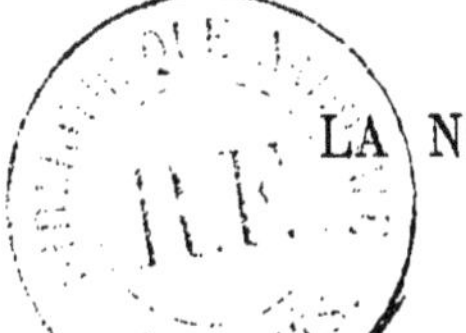

> La charité publique n'est pas organisée en France de manière à offrir aux épileptiques les secours de traitement médical, de refuge et de protection auxquels ils ont droit.
> PARCHAPPE

> Pour parler sciemment des épileptiques, il faut les avoir observés de bien près, avoir noté les oscillations de leur intelligence, les contrastes de leur caractère et les soudainetés de leurs déterminations.
> LEGRAND DU SAULLE.

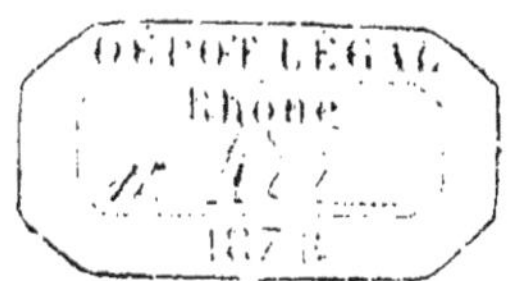

## LYON

### LIBRAIRIE MÉDICALE DE J.-P. MÉGRET

QUAI DE L'HÔPITAL, 58

1878

Dans les pages qui vont suivre, je me suis proposé deux buts :

Premièrement : exposer l'état actuel de l'assistance des épileptiques non aliénés et montrer que cette assistance imparfaite et mal comprise, sauf de rares exceptions, ne s'applique qu'à l'infime minorité de ces malheureux dont la plupart sont condamnés à vivre et à mourir dans l'abandon le plus complet, malgré les stipulations les plus formelles d'une législation prévoyante et généreuse.

Deuxièmement : établir que cette assistance ne peut être efficace que sous la forme d'une *hospitalisation* réalisée dans des conditions déterminées qui permettent non-seulement de recueillir les épileptiques pour leur propre sécurité et pour celle de leur entourage, mais aussi d'améliorer leur état psychique et physique et même de les guérir.

Dans les limites que je me suis imposées, je n'ai parlé qu'incidemment de la cure de la plus redoutable des névroses. Ce problème, l'un des plus difficiles de la thérapeutique, et qui, plus que jamais, revêt le caractère de l'actualité, mérite de faire l'objet d'un travail spécial.

Lyon, le 20 septembre 1878.

# DE L'ÉTAT ACTUEL



# L'ASSISTANCE DES ÉPILEPTIQUES

## ET DE LA NÉCESSITÉ DE LES HOSPITALISER

On peut affirmer, sans crainte d'être contredit, que de tous les malades assistés par la bienfaisance publique ou privée, les épileptiques sont les plus négligés. Tandis que d'autres malades plus repoussants comme les psoriques, les cancéreux, les idiots, etc., etc., sont l'objet d'un dévoûment de chaque jour, les épileptiques n'ont inspiré jusqu'ici que du dégoût, et sont victimes d'un abandon aussi rigoureux qu'immérité.

Chargé, de 1850 à 1877, comme médecin de la division des femmes aliénées, de traiter un nombre considérable d'épileptiques privées de raison, auquel vint se joindre en 1862 une section d'épileptiques non aliénées, j'ai voulu me rendre compte de la disproportion qui existe entre les épileptiques assistés et les épileptiques dénués de tout secours.

Pour les *épileptiques aliénés*, la question est très-simple. La statistique officielle reconnaît que les asiles n'en renferment pas moins de quatre mille, en admettant, bien entendu, avec Rica dans les *Lettres persanes* « que tous ceux qui sont dehors ne le sont pas. »

Pour les *épileptiques simples*, il y avait à s'enquérir où et comment ils sont assistés; puis, dans quelle proportion. Sur le premier point, j'ai eu recours à l'Administration des hôpitaux de Lyon, qui ayant consulté les administrations similaires, m'a remis les réponses qu'elle avait reçues. Puis j'ai complété ces renseignements en correspondant directement avec la plupart des médecins qui, comme moi, ont la mission de soigner des épileptiques.

Quant au nombre des épileptiques simples, il est impossible à fixer. Le plus autorisé de nos statisticiens, le docteur Lunier, m'a affirmé que la statistique n'en a jamais été faite. Pour avoir quelques données approximatives à cet égard, on s'est, paraît-il, borné à tenir compte du nombre des hommes réformés pour cause d'épilepsie, en y ajoutant un nombre égal pour le sexe féminin; ce qui donne un total d'environ 26,000, chiffre bien différent de celui de Legrand du Saulle qui le porte à 36,000. Il est probable que ce dernier fait entrer dans son calcul les épileptiques nombreux que les conseils de révision déclarent bons pour le service, dans la crainte d'une simulation, et qui sont réformés au corps après une longue et sévère observation. Il y comprend sans doute aussi ceux chez qui l'invasion du mal est postérieure à leur majorité, et qui sont moins rares qu'on ne le croit. Ainsi à la consultation publique de l'Antiquaille, qui ne date que de cinq mois, j'ai constaté trois cas d'épilepsie survenue après vingt-un ans.

D'ailleurs, quelque rigueur que, dans l'avenir, l'on veuille mettre au dénombrement des épileptiques, on n'arrivera jamais à la précision. Il faudra d'abord laisser dans l'ombre tous les cas où, suivant la remarque judicieuse de Trousseau, de Morel, de Legrand du Saulle, l'épilepsie larvée reste méconnue. Il n'est pas irrespectueux d'admettre que les médecins les plus instruits n'arrivent pas à découvrir des faits qui, pour un observateur spécial, rentrent dans le cadre de la névrose comitiale, et que l'on confond, s'ils sont simples, avec le vertige de toute autre cause, et, quand ils sont plus graves, avec de prétendus cas de folie impulsive. L'*Étude médico-légale des épileptiques* de Legrand du Saulle ne laisse aucun doute à cet égard.

Il faut ensuite tenir compte de l'habileté avec laquelle les familles dissimulent ce que, *in petto*, elles savent bien être le mal caduc et qu'elles qualifient d'*état nerveux*, soit pour ne pas nuire à l'éducation ou au placement de leurs enfants, soit pour ne pas compromettre des projets d'alliance pour les membres indemnes de la communauté. Si cette dissimulation, qui s'explique et se légitime presque d'elle-même, avait besoin de preuve, nous la trouverions dans cette réponse typique faite à l'auteur du livre attachant que nous citions tout à l'heure : « Je suis prête à tout souffrir, pourvu que l'on ne sache pas que mon mari tombe du haut mal. »

Dans les classes aisées, les plus atteints sont envoyés à la campagne ou placés dans quelque maison de santé, avec un demi-mystère dont se font les complices, par humanité autant que par devoir, les médecins qui ont participé à la découverte de l'infirmité. Les moins atteints restent à la ville et exercent une profession avec le consentement tacite de ceux qui les avoisinent. D'ailleurs, l'épilepsie n'est pas toujours si facile à reconnaître. A propos d'une dissolution de Société prononcée par le tribunal de commerce de Lyon, sur une présomption d'épilepsie, nous fûmes chargés par la Cour d'appel, le professeur Rollet, le regretté Français et moi, de déterminer la nature réelle de la maladie et l'état des facultés intellectuelles chez l'associé mis en suspicion. Nous dûmes instituer une véritable enquête, interroger plus de vingt témoins pour établir la réalité du fait.

Si les riches peuvent jusqu'à un certain point dissimuler l'épilepsie et en arrêter les progrès, par une hygiène morale et physique bien entendue et par une thérapeutique rationnelle, les pauvres ne peuvent ni cacher leur mal ni l'atténuer. A la campagne, quand ils sont robustes, on les emploie dans quelques fermes lointaines. Mais à la ville, on fait le vide autour d'eux et ils sont réduits à croupir dans quelque coin du foyer. Il n'est pas d'êtres plus abandonnés. Ils en sont au point où étaient les aliénés à la fin du siècle dernier. La charité privée ne se soucie pas plus d'eux que l'assistance publique. Comme ils sont atteints d'une maladie hideuse à voir, passant pour contagieuse par imitation, et réputée incurable, personne ne les veut avoir à sa charge. Ce n'est pas pour eux que les articles si humains de la loi du 24 vendémiaire an XI ou de celle du 7 août 1871 ont été faits; pour eux ces articles sont lettres mortes. Quoique malades et nécessiteux, ils sont partout impitoyablement repoussés.

Les pouvoirs publics, à qui incombe l'assistance de tous les épileptiques indigents, car ils disposent des deniers des départements et des villes, les considèrent comme de simples unités budgétaires; par économie, ils n'en admettent que le moins possible dans les asiles spéciaux. Il y a même des conseils généraux et municipaux qui ont proposé de placer les épileptiques *non aliénés* dans les *asiles d'aliénés*, uniquement parce que le prix de journée y est inférieur à celui des asiles consacrés à l'épilepsie. Ils ignorent que si l'épilepsie conduit très-souvent à l'aliénation, elle peut être compatible avec une intelligence correcte. Heureusement, la loi du 30 juin 1838 est explicite et ferme l'asile à quiconque n'est insensé. Lors de la dispersion des aliénés du département de la Seine, qui était motivée par l'encombrement des quartiers de Bicêtre et de la Salpêtrière, un épileptique simple fut envoyé, par mégarde, à l'asile de Blois. Il réclama énergiquement et en appela non-seulement à l'Administration, mais aussi au parquet. L'inspecteur général Lunier fut envoyé; une enquête eut lieu. Justice fut rendue au plaignant qui recouvra sa liberté. De plus, l'acte de légèreté par lequel on avait pu confondre un épileptique sain d'esprit avec un aliéné fut l'objet d'un blâme mérité.

Ce qui sans doute a fait croire que les épileptiques pouvaient être mélangés avec les aliénés, c'est leur présence à Bicêtre, à la Salpêtrière, à l'Antiquaille, à la Grave. C'est là une méprise. Ces hospices n'ont jamais été des asiles proprement dits. Ils contenaient, sous le nom de quartiers, diverses catégories de malades tout à fait isolées les unes des autres. Ces quartiers, vestiges de l'ancienne législation charitable, disparaissent à mesure que les ressources des départements permettent de les remplacer par des asiles plus en rapport avec les données de la science contemporaine.

Ce qui explique le mieux l'abandon à peu près complet des épileptiques et la proposition de les interner dans des asiles d'aliénés, c'est la prétendue incurabilité de ces malades. Cette croyance les fait regarder comme des candidats perpétuels à l'aliénation mentale, dont on devance seulement la séquestration.

L'incurabilité de l'épilepsie, quelles que soient l'origine, la forme et l'intensité de cette affection, a été longtemps une espèce de dogme que des aliénistes célèbres ont contribué à établir. Pour Esquirol, il était immuable ; et dans la scène vraiment émouvante racontée par Trousseau, où Calmeil, son interne, simula, avec tant d'art, une violente attaque d'épilepsie, pour démontrer au maître que cette maladie pouvait, contre son dire, être imitée, cet homme si méritant fut moins ému, paraît-il, de l'irruption du mal comitial, chez son élève de prédilection, que de la perspective de l'incurabilité. Pour lui, c'était peine perdue que de traiter des épileptiques. Ferrus, Lélut étaient dans les mêmes errements. Parchappe ne voyait en eux que des aliénés incurables, ingouvernables et dangereux par leurs impulsions instinctives et soudaines.

Ce parti pris sur le sort inéluctable de tout épileptique, adopté par des esprits si éminents et qui ont tant contribué à transformer la condition des aliénés, tenait à deux causes : la première, c'est qu'ils n'avaient jamais observé que des maniaques ou des déments épileptiques ; la seconde, c'est qu'ils ne les traitaient pas.

Et cependant, à diverses époques, les médecins qui se sont occupés sérieusement et avec persévérance de l'épilepsie ont publié des faits authentiques de guérison, même spontanée ou obtenue par les méthodes les plus disparates. En 1770, Tissot écrivait : « Croire l'épilepsie incurable, c'est ignorer « les ressources de la nature et de l'art. Sans doute il y a des « épilepsies incurables, mais elles ne le sont pas toutes, et « je suis persuadé qu'on en guérirait bien davantage, si les « médecins n'étaient pas imbus de ce préjugé, si plus d'expé- « rience leur donnait plus d'attention. »

Les conseils judicieux du médecin génevois ont été peu suivis par ses contemporains et ses successeurs immédiats. Après la *thèse* de Maisonneuve, élève de Pinel, soutenue à Paris en 1803, collection intelligente d'histoires d'épilepsie, et les *Observations sur la nature et le traitement de cette maladie*, publiés en 1827 par Portal, il faut arriver jusqu'en 1850 pour trouver des ouvrages de valeur sur cette cruelle affection. L'Académie des sciences, qui se préoccupe surtout des travaux d'observation, couronna deux mémoires consacrés au traitement de l'épilepsie ; l'un dû à Delasiauve, alors médecin de la section des épileptiques de Bicêtre, et l'autre, à Herpin (de Genève). Ces deux mémoires, complètement remaniés par les lauréats, ont été transformés en monographies de la plus haute importance.

Le *Traité de l'épilepsie* de Delasiauve est sans contredit l'ouvrage le plus complet sur cette maladie ; il a pu, chose difficile, faire oublier celui de Tissot. Il n'est pas un point de l'histoire, du diagnostic, du pronostic et du traitement de l'épilepsie qui n'ait été étudié, scruté, élucidé avec le talent de l'écrivain, la sagacité de l'observateur et la réserve du critique. Le livre d'Herpin a pour titre : *Du pronostic et du traitement curatif de l'épilepsie*. Il n'a qu'un but, c'est de mettre en relief une médication propre à l'auteur.

Les conclusions de ces deux écrivains ne sont pas également explicites sur la curabilité de l'épilepsie. Les restrictions de Delasiauve sont infiniment plus nombreuses que celles d'Herpin. Cette divergence s'explique tout naturellement par la différence du milieu où observaient ces deux médecins. Le premier exerçait dans un hospice où les épileptiques ne sont admis que dans une période trop avancée de la maladie, pour que la thérapeutique ait une grande prise sur elle. Le second, clinicien de l'école de Louis, cherchait dans la pratique privée et spéciale toutes les occasions de découvrir le mal comitial dans sa première période, *ab ovo*. Cette période, suivant lui, est caractérisée par des phénomènes particuliers qu'il appelle des préludes, des accès incomplets, et qui, reconnus de bonne heure, présagent sûrement la venue du haut mal, et peuvent être combattus avec chance de succès.

Cette période d'incubation mise tout récemment en relief par Legrand du Saulle, au point de vue du diagnostic médico-légal, a été vérifiée sous le rapport de la curabilité de l'épilepsie par Auguste Voisin, qui a publié, dans le *Bulletin de thérapeutique*, neuf cas de guérison remontant à plus de dix ans et appartenant à la pratique d'Herpin.

Les monographies de Delasiauve et d'Herpin semblent avoir été le point de départ de travaux sérieux qui ont trait soit à la médecine légale, soit à l'anatomie pathologique, soit au traitement de l'épilepsie. Les noms de Legrand du Saulle, de J. Falret, d'A. Voisin et de Charcot méritent d'être signalés. Parmi les derniers venus, il m'est agréable de citer les considérations judicieuses du professeur Arthaud sur la responsabilité et la curabilité des convulsifs, et les investigations originales de Garel, interne de l'Antiquaille, sur la *valeur de l'asymétrie faciale dans le diagnostic de l'épilepsie*. Mais dans cette littérature nouvelle la première place doit être réservée aux recherches de Laycock qui ont métamorphosé la thérapeutique de la grande névrose. Elles ont fait réagir contre l'abandon des épileptiques qui ont inspiré à leur entourage moins de répulsion et d'effroi. On s'est mis à les traiter comme d'autres malades. On en a guéri assez pour encourager à la cure habituelle des épileptiques simples. Et, chose digne de remarque, on a pu enrayer le mal même chez des épileptiques aliénés. J'ai été témoin de ce fait si caractéristique dans la section des folles à l'Antiquaille, et il a été signalé par J. Falret, Legrand du Saulle, Arthaud, Clousson et Williams.

Pour se faire une idée exacte du chemin fait en faveur de la curabilité du mal comitial, on n'a qu'à comparer la note publiée en 1861 *sur les mœurs et les habitudes des épileptiques*, dans laquelle Legrand du Saulle proclame à leur endroit l'inanité de la thérapeutique qui, suivant lui, doit se composer de partie égale d'hygiène et de philosophie et *l'étude médico-légale des épileptiques* à la date de 1877, où le même médecin émet cette proposition consolante : « Mettre en traitement les épileptiques, c'est supprimer dans l'avenir le côté médico-légal de l'épilepsie. »

Comme dans toutes les maladies chroniques, on a employé contre le mal caduc un nombre prodigieux de remèdes dont on peut lire l'interminable nomenclature dans les ouvrages de Tissot, de Herpin et de Delasiauve. Ce n'est point le moment d'en discuter la valeur. Je veux me borner à démontrer que la première condition pour traiter les épileptiques indigents, c'est de les *hospitaliser*.

Cette hospitalisation doit se faire sous l'autorité d'un médecin qui tienne compte autant de l'état psychique des épileptiques que de leurs misères physiques. Cet état psychique, bien étudié surtout par les aliénistes, et qui ne ressemble à aucun autre, n'épargne ni ceux dont l'intelligence est restée intacte, ni ceux dont l'éducation maintient le sens moral à un certain niveau. Il se manifeste à tout âge, et imprime au malade un cachet commun des plus reconnaissables, en modifiant chez lui spécialement le caractère, cette résultante des facultés morales et qui, suivant Duclos, est à l'âme ce que la physionomie est au corps. Riches ou pauvres, les convulsifs sont tous dominés par une irritabilité excessive qui les rend originaux, fantasques, difficiles à vivre ; et ce n'est pas seulement parce qu'ils sont incessamment sous le coup de la redoutable névrose qu'ils sont ainsi. Pour eux, les vices du caractère sont « une conséquence nécessaire de leurs rapports sociaux, de leur manière de vivre, de l'exclusion dans laquelle ils sont tenus, des obstacles qu'ils rencontrent à la réalisation de leurs projets de bonheur, d'établissement et d'avenir. » (Feltre.) Ceux qui vivent avec eux savent modifier leur volonté et faire appel à des sentiments affectifs qui ne sont qu'engourdis; mais ceux qui les abordent sans les connaître ne font que les mettre aux prises avec leur mauvaise humeur ou leurs instincts pervers.

L'intervention du médecin dans l'ordonnance de l'hospitalisation des épileptiques simples et indigents est donc de première nécessité. C'est un régime à créer, à vulgariser; car il n'a jamais été ni réglé, ni généralisé. Quand il existe, il est une exception.

En bornant ses prescriptions aux seuls épileptiques aliénés, la loi du 30 juin 1838 a été muette quant aux autres. Souvent, il faut le dire, la démarcation est difficile. Quand le trouble mental n'est qu'un incident isolé, intermittent pour ainsi dire, il en résulte des différences d'appréciation que l'autorité administrative tranche sans l'intervention médicale. Dans la plupart des départements, cette autorité se prévalant de la lettre de la loi, refuse à la grande majorité des malades l'entrée des établissements spéciaux, quand elle en a à sa disposition, et n'accueille dans les asiles que ceux dont la folie a causé quelques dommages.

Les médecins aliénistes se sont seuls préoccupés de cette situation étrange, injuste et inhumaine. En maintes circonstances, à Bicêtre et à l'Antiquaille, j'ai entendu Ferrus se plaindre de l'arbitraire administratif envers les épileptiques simples. Il regrettait l'inanité des efforts qu'il avait faits en leur faveur, lors de la discussion de la loi sur les aliénés, à la confection de laquelle il avait si heureusement coopéré. Ce maître éminent voulait que, sans les confondre avec les aliénés, la législation intervînt par une sorte de codicille et créât l'assistance des épileptiques. Il proposait de les hospitaliser, sans les séquestrer, dans des refuges à eux consacrés, véritables colonies agricoles sur le modèle de la ferme Sainte-Anne. Le gouvernement qui désirait que la loi nouvelle fût conçue dans un large esprit avait approuvé le projet du médecin de Bicêtre. Mais une opposition, composée des membres des conseils généraux, se forma pour ne pas créer, par cette clause, une nouvelle charge pour les contribuables, et le codicille fut écarté. Tout ce qu'on put obtenir, ce fut de créer dans les asiles une catégorie pour les épileptiques atteints d'aliénation mentale. Un élève de Ferrus, Aubanel, attendit les premières applications de la loi pour signaler les lacunes qu'elle contenait à l'endroit des épileptiques.

Ces lacunes, Parchappe les fit ressortir avec le grand sens pratique qui le caractérisait dans son bel ouvrage : *Sur les principes à suivre dans la fondation et la construction des asiles d'aliénés* (1853). Il demandait qu'on réalisât dans un établissement de nature hospitalière toutes les conditions matérielles et morales d'un refuge protecteur et consolateur pour les épileptiques non aliénés. Il insiste pour qu'on ne les confonde ni avec les mendiants, comme cela se pratique dans quelques villes, ni avec les aliénés comme on le faisait avant Pinel. A défaut d'établissements tout à fait spéciaux, le savant inspecteur général pense avec Réné Pasquier, un de nos prédécesseurs à l'Antiquaille, que les épileptiques simples pourraient être admis sans inconvénient dans les asiles d'aliénés, si un quartier spécial, spacieux, bien ordonné et très-indépendant leur était affecté. Pour lui, recueillir et isoler ces malheureux, c'était non-seulement l'accomplissement d'une œuvre de science et de bienfaisance, mais aussi une mesure d'ordre public; car, ajoutait-il judicieusement : « Il est souvent difficile de se prononcer absolument sur la question de savoir où finit l'épilepsie simple et où commence la folie épileptique. »

Delasiauve, qui a passé sa vie hospitalière au milieu des épileptiques de Bicêtre et de la Salpêtrière et qui n'a cessé de prendre leur défense, soit dans son ouvrage, soit dans son *Journal de médecine mentale*, réclame pour eux des asiles tout à fait spéciaux, aussi vastes, aussi parfaitement organisés que possible. Il voudrait que loin d'apporter des entraves à leur admission, la société qui y est si fortement intéressée la rendît extrêmement facile.

A ces voix si autorisées sont venues se joindre les réclamations de tous les hommes compétents. Ces réclamations incessantes, le chiffre croissant des épileptiques, les tendances actuelles sur le traitement du mal comitial, les embarras que le manque de refuges crée à l'administration, ont fait comprendre enfin, en haut lieu, qu'il fallait élever les ressources de l'assistance au niveau des nécessités. Et c'est avec une grande satisfaction que j'ai entendu récemment dire à l'inspecteur général Lunier qu'on préparait au ministère de l'intérieur un projet de loi en faveur des épileptiques. Ce haut fonctionnaire, il faut l'espérer, aura voix au chapitre. Il veut, en homme pratique, qu'on profite des dispositions de chaque département, mais qu'à cette occasion on n'altère ni dans son texte, ni dans son esprit la grande loi de 1838. Appelé à donner son avis sur la convenance de créer dans l'asile d'Yseure (Allier) un quartier spécial pour les épileptiques simples qu'une dotation récente permet d'y installer, il a insisté pour que l'indépendance la plus absolue régnât entre l'asile et le quartier.

D'une façon ou de l'autre, il est d'ailleurs grand temps d'intervenir. Une revue rapide de l'état des épileptiques en France va prouver de quelle façon illusoire cette classe de malades est admise aux secours de traitement et de protection auxquels elle a droit au même titre que les autres infortunes.

Si vous demandez à l'Administration de l'assistance publique de Paris comment elle s'en tire avec les nombreux épileptiques non aliénés qui errent dans cette grande capitale, elle vous répond avec empressement : « La règle suivie pour l'admission des épileptiques dans les hospices de Bicêtre et de la Salpêtrière est basée sur la jurisprudence ministérielle, assise elle-même sur la loi de vendémiaire. Les conditions sont : pour les mineurs, être né à Paris ; pour les majeurs, y avoir le domicile de secours au moment où le postulant a contracté la maladie. S'ils ne sont pas dans ces conditions, ils sont admis néanmoins, sauf, comme pour les aliénés, à être réintégrés dans leur département, ou à recourir à la commune où est le domicile de secours. »

Rien de plus net et de plus logique que cette réglementation, mais comme beaucoup de choses dans l'administration française, elle n'existe que sur le papier. « L'assistance publique, m'écrivait le 16 mai 1878, un des médecins des hôpitaux de Paris, le mieux placé pour bien voir, ne prononce l'admission des épileptiques qu'après enquête sur enquête ;

la procédure dure quelquefois six mois. Si quelque personnage important recommande le postulant, il entre d'emblée. S'il est sans patron, il est ajourné indéfiniment. Il arrive parfois que, dans cette longue attente, la maladie s'aggravant, la famille change de batterie, et s'adresse à la préfecture de police qui, le malade fût-il dix fois non aliéné, l'admet, sans coup férir, comme aliéné. »

Ce sont ces irrégularités choquantes qui faisaient dire à Auguste Voisin pendant son séjour à Bicêtre : « La distinction administrative des épileptiques en aliénés et non aliénés est une subtilité. J'ai constaté que sur 60 épileptiques prétendus non aliénés quatre seulement étaient sains d'esprit, tandis que parmi les 150 admis comme aliénés, 22 étaient aussi sains d'esprit que les premiers. » Delasiauve a fait à la Salpêtrière des observations identiques. Aussi une surveillante de cet établissement, interrogée sur la différence qui existait entre les deux catégories d'épileptiques, put-elle répondre avec une spirituelle naïveté : « C'est la barrière qui fait la différence. »

A Paris, fait aussi difficile à croire que triste à constater, le nombre des épileptiques réputés simples, recueillis par l'assistance publique, dépasse à peine le chiffre de 260 : 130 à la Salpêtrière, 111 à Bicêtre, et 20 enfants, croyons-nous, à la Teppe.

A Toulouse, les épileptiques simples se trouvaient autrefois confondus avec les aliénés. Depuis la création de l'asile de Bracqueville, ils sont restés internés et fort mal installés à la Grave, au nombre de 120. Le docteur Marchand qui, avant de passer du quartier de la Grave à la direction du nouvel asile de la Haute-Garonne, avait observé les épileptiques à Bicêtre, à Charenton, à la Salpêtrière, soutient que la prudence et l'humanité exigent de les placer dans des asiles appropriés dont le régime devrait se rapprocher plutôt des asiles d'aliénés que de celui des hôpitaux ordinaires.

A Bourges, il y a un quartier spécial pour les épileptiques simples contenant 25 hommes et 43 femmes. Mais, chose inconcevable, séparé pour la nuit, ce quartier est commun pour le jour avec les épileptiques aliénés. De cette confusion résulte une réaction dangereuse qui rend le traitement difficile. Néanmoins, ce traitement, habilement dirigé par un homme de savoir et d'expérience, le docteur Lhomme, a déjà produit des résultats appréciables, tant il est vrai que pour ce genre de malades l'hospitalisation même défectueuse est efficace.

A Limoges, l'asile de Naugeat contient un petit quartier d'épileptiques composé de 15 malades de chaque sexe. Mais ces trente malades, remarque le docteur Bonnet, sont si mal choisis qu'ils ne sont simples que sur l'étiquette. Parmi eux, 25 présentent des troubles marqués de l'intelligence, en attendant le degré de démence exigible pour passer dans l'asile. C'est un véritable dépôt qui permet de recueillir quelques malheureux, jusque-là exposés au dehors à toute espèce d'accidents.

L'administration des hospices de Nantes est, en France, la seule qui reçoive à bureau ouvert, tant qu'il existe des vacances, les épileptiques simples de la commune, au même titre que les autres malades. Ils sont soignés dans une division particulière de l'hôpital général contenant 30 lits pour chaque sexe, confiée à un médecin déjà chargé d'un autre service, et qui par conséquent est obligé de partager sa sollicitude. Parmi ces malades, les uns ne font qu'y passer, d'autres y restent indéfiniment, jusqu'au jour où le délire les fait mettre au rang des aliénés. Sans doute ce service laisse beaucoup à désirer, mais enfin il existe et reflète l'idée de l'assistance des épileptiques. Le docteur Petit, qui me transmet ces détails, insiste pour qu'on ouvre largement pour ces malades des établissements hospitaliers convenables. On éviterait ainsi, dit-il, beaucoup de meurtres et d'incendies. Il espère que l'étude de la médecine légale, rigoureusement faite, arrivera à mettre cette vérité en évidence complète.

A Lille et à Rouen, c'est le système de Nantes, mitigé par une multitude de formalités et de restrictions.

A Besançon, à Saint-Étienne et dans la plupart des villes de second et de troisième ordre, on admet à titre d'incurables et seulement en petit nombre, dans les dépôts ou dans les charités, les épileptiques dont la présence souille trop souvent la voie publique : ce sont des fâcheux dont on se débarrasse.

A Bordeaux et à Marseille on est plus expéditif ; les épileptiques sont exclus de tous les établissements ; mais disons-le vite, ce n'est pas sans remords. A Bordeaux on est disposé en principe à créer pour eux une maison spéciale, mais les ressources n'ont pas encore permis de réaliser cette utile fondation.

A Marseille, lorsqu'un épileptique tombe dans un lieu public, il est amené à l'Hôtel-Dieu, où il reçoit tous les soins nécessaires. Une fois l'accès passé on se hâte de le renvoyer. L'administration hospitalière de cette opulente cité ne s'est pas dissimulé que cette assistance était un peu sommaire, et qu'il y a quelque chose de plus à faire pour les malheureux épileptiques. Elle écrivait au préfet des Bouches-du-Rhône : « L'humanité exige que ces malheureux ne soient pas laissés sans secours. Comme les aliénés, ils sont mal placés dans la société, un asile doit leur être assuré et cet asile ne peut être le même que ceux destinés aux malades ordinaires, aux vieillards, aux enfants assistés, aux incurables. » En attendant qu'elle puisse réaliser son projet d'établir à la campagne un quartier spécial pour les épileptiques proprement dits, cette administration demande à l'autorité préfectorale « d'admettre, sinon d'une manière définitive, du moins provisoirement, les épileptiques sans démence, à l'asile Saint-Pierre. » La réponse du préfet des Bouches-du-Rhône fut prompte et précise comme elle devait l'être : « La loi de 1838 n'ouvre les asiles qu'aux aliénés. »

L'assistance des épileptiques non aliénés et indigents du département du Rhône n'est pas plus qu'ailleurs en rapport avec leur nombre. Ce chiffre n'est connu qu'approximativement, car la statistique locale se tait sur ce point. Dans l'ouvrage si utile sur la *Topographie et la stastistique médicale du département du Rhône*, par Marmy et Quesnoy, le nom de l'épilepsie n'est même pas prononcé. Il y a une dizaine d'années, un membre distingué de l'Administration de nos hôpitaux, M. Léon Riboud, qui avait fort à cœur la situation déplorable des épileptiques dans notre région, et qui rêvait pour eux une très-large assistance hospitalière, demanda à l'autorité préfectorale de vouloir bien en faire le dénombrement. Le chef de division Cachau fit à cette occasion une enquête complète à l'aide des brigadiers de gendarmerie qui opérèrent avec autant de précision que possible, et sans les ménagements et les lenteurs qu'y auraient apportés les maires. Malheureusement les documents qui constituaient cette enquête ont été perdus. Tout ce qu'on sait, c'est que le total avoué des épileptiques de toute condition était d'environ 450. C'est le chiffre adopté par le président des hospices dans un rapport récent (16 février 1878). Sans trop présumer, on peut croire que les indigents forment les deux tiers de ce chiffre. Eh bien, 73 seulement sont hospitalisés. Dans ce nombre déjà si restreint figuraient encore au 1er juillet de cette année, *dix-sept* pauvres diables placés au *Dépôt de mendicité*, en dépit des règlements et des réclamations réitérées des inspecteurs généraux des établissements de bienfaisance. Ils ne sont ni traités ni isolés des autres malades, qui doivent subir leur incommode et peu rassurant voisinage. Ils ont été reçus comme vagabonds et quoique épileptiques, et ne sont maintenus sans doute que parce qu'ils ne coûtent que 78 centimes par jour. Il y a lieu de s'étonner qu'il n'y en ait pas davantage.

Ces épileptiques arrêtés comme vagabonds ne sont pas tous dirigés sur Albigny, car leur nombre y serait bien plus grand encore. Pour tous, la prison est une étape qu'ils ne peuvent franchir qu'après un certain temps d'observation fixé par le docteur Lavirotte. Les uns souvent en état de crises sérielles sont envoyés à l'asile de Bron où on ne les garde que temporairement, si l'intelligence retrouve son intégrité après la période convulsive. Ils ne profitent de leur liberté que pour recommencer leur vie errante. Les autres sont internés au Dépôt de mendicité. Tous, en général, sont de pauvres ouvriers qui ne trouvent de l'ouvrage que rarement et à bas prix, soit à cause de leur état valétudinaire, soit par la répulsion qu'inspire leur maladie. Leur dénûment dépasse tout ce qu'on peut imaginer. L'épilepsie et la misère ne devraient-ils pas leur ouvrir les portes de l'Antiquaille ou de la Teppe !

Ces deux refuges si peu connus, qui réalisent deux types fort différents d'hospitalisation, et recueillent 56 épileptiques du département du Rhône, méritent que nous en parlions d'une manière très-circonstanciée. Dans ces deux refuges, les épileptiques non aliénés ne sont admis que sous le contrôle des médecins qui doivent en avoir la charge exclusive.

L'assistance des épileptiques simples par les *hospices* de Lyon est de date récente. Instituée en vertu d'une donation faite, en 1859, par une femme généreuse, Marie-Henriette Courajod, qui se donna la rare satisfaction de la faire de son vivant, elle fonctionne depuis le 16 avril 1862. La donation Courajod permit de créer, dès l'origine, 5 lits de femmes et 5 lits d'hommes. L'Administration des hôpitaux y adjoignit 5 lits de femmes. En outre, elle mit successivement à la disposition du département, de la ville et des familles, 10 lits de femmes et 31 d'hommes, ce qui fait un total de 56 lits. Elle fixa le prix des 41 lits payants à 1 fr. 50 par jour pour les femmes et à 2 francs pour les hommes, chiffre abaissé de 50 centimes pour les pensions annuelles, de manière à faire une taxe uniforme de 547 fr. La ville et les familles ont accepté ce prix; mais le département refuse de dépasser la somme de 500 fr. Et comme l'asile de la Teppe, pas plus que l'Antiquaille, n'admet d'épileptiques à ce taux, il en résulte que toutes les admissions départementales ont été suspendues à la Teppe et à l'Antiquaille, quoique un grand nombre de lits restent vacants dans ces deux établissements.

Lorsque le service des épileptiques simples fut institué à l'hospice de l'Antiquaille, il se composait de 40 lits; il fut placé dans des locaux à part et sous la garde de frères et de sœurs ayant déjà passé dans le service des épileptiques aliénés.

Le service médical des deux sections fut attribué aux deux médecins du service des aliénés qui s'en chargèrent à titre gratuit. Cette combinaison avait l'avantage d'être économique et de confier des malades spéciaux à des médecins spéciaux. Mais elle avait l'inconvénient d'annexer les nouveaux services à des services déjà trop chargés. L'encombrement de la division des hommes aliénés exigea le départ des hommes épileptiques. Ceux-ci furent placés à la Charité dans des locaux improvisés où ils campèrent pendant dix ans, sous la direction du médecin des enfants malades, le docteur Perroud, qui ne put donner aux nouveaux venus que le surplus d'un temps déjà bien rempli.

Évidemment, un tel état de choses ne pouvait durer. Il avait été maintes fois question d'établir au Perron les hommes et les femmes épileptiques. Mais le transfert des aliénés à l'asile de Bron, en rendant disponible un quartier isolé de l'Antiquaille, a permis d'y réintégrer les hommes et de préparer l'agrandissement de la section des femmes.

Du 23 avril 1862 au 26 avril 1878, 124 épileptiques simples ont été hospitalisés et traités dans le service spécial créé à l'Antiquaille par l'Administration des hospices de Lyon, 61 hommes et 63 femmes. Sur ces 124 malades, 54 étaient aux frais des hospices. Les autres étaient entretenus par le département, par les communes, par les familles, soit isolément, soit à frais communs. Sur la totalité, 21 malades n'ont pu échapper à l'aliénation qui les menace tous. Et comme le trouble de la raison provoqué par l'épilepsie offre presque toujours le cachet de la manie furieuse, et que les plus dangereux maniaques sont les maniaques épileptiques, ils ont dû être séquestrés comme aliénés. Restent 51 hommes et 51 femmes. Sur ces 51 hommes, 11 ont succombé à des maladies incidentes; 4 sont restés stationnaires. Sur les 36 restants, 30 ont été améliorés d'une façon notable, c'est-à-dire que les crises ont diminué de fréquence et d'intensité au point de n'apparaître chez quelques-uns que de loin en loin; 6 ont vu cesser leurs crises il y a plus de trois ans et 1 depuis quinze mois. Parmi les 6 qu'on peut considérer comme guéris, s'en trouvent 4 qui avaient passé plusieurs années dans le quartier des aliénés et qui n'ont fait qu'un court séjour dans le service des épileptiques simples. 3 de ces malades offraient un spécimen complet de guérison. L'un de ces ressuscités, pour ainsi dire, avait été longtemps un fou très-redouté et pouvait être cité comme le type de la *fureur épileptique* décrite d'une façon si saisissante par Cavalier. Je rappelle d'autant plus volontiers ces guérisons remarquables et qui ne se sont pas démenties, qu'elles ont été obtenues par mon collègue Arthaud qui, dans sa longue et méritante carrière d'aliéniste, n'avait pas attendu la révélation des propiétés du bromure de potassium pour traiter de tout temps les épileptiques.

Les femmes présentent une proportion de guérisons plus grande que chez les hommes. En défalquant 13 décès dus, sauf 3 résultant de l'épilepsie, à des affections intercurrentes, restent 38 malades dont 12 sorties guéries, 2 étaient hystéro-épileptiques avec prédominance marquée de l'élément hystérique, circonstance très-atténuante. La guérison a persisté depuis plus de trois ans. 3 se sont mariées et 1 s'est faite religieuse. Grâce aux relations que ces malades ont conservé par gratitude avec la sœur *cheftaine* du service, la trace d'une seule a été perdue. 20 malades sont en traitement, 4 sont sorties du quartier des aliénées, 3 très-améliorées et 1 qu'on peut considérer comme guérie. Sur les 17 autres, 2 n'ont pas eu de crises depuis deux ans, 7 sont en bonne voie, 4 n'ont rien gagné depuis leur entrée.

L'Administration des hôpitaux de Lyon ne s'est pas bornée à hospitaliser les épileptiques. Frappée des résultats obtenus dans la cure de l'épilepsie, soit chez les malades qu'elle assiste, soit ailleurs, elle a créé à l'Antiquaille même une consultation gratuite à l'instar de celle qui existe à Paris, afin d'étendre son assistance aux épileptiques non encore hospitalisés. Cette consultation qui m'a été confiée et qui date de quatre mois à peine, secourt déjà 26 malades et permet de continuer le traitement de ceux qui ont été guéris, condition longtemps nécessaire pour consolider la guérison.

Si on fait le total des améliorations ou des guérisons obtenues parmi tous les épileptiques assistés, soit comme pensionnaires, soit comme externes, on trouve que les femmes sont plus favorisées que les hommes, malgré la menstruation qui exerce sur elles une influence à répétition fâcheuse. L'hospitalisation en les rendant plus sédentaires rend l'action morale des sœurs plus continue et partant plus efficace. Et puis les femmes ne sortent qu'accompagnées ; les hommes au contraire sortent souvent seuls, et quoique ce ne soit que tous les quinze jours, quelques-uns se livrent à toutes sortes d'excès. Le plus commun de ces excès, c'est le vin. Naturel ou frelaté, rouge ou blanc, il exerce une influence d'autant plus désastreuse qu'elle se renouvelle plus souvent. L'absinthe, dont l'ingestion, toxique à bref délai, a été si bien démontrée par les expériences décisives de Magnan, est rarement recherchée dans nos contrées par les classes inférieures. Les hommes lui préfèrent l'alcool, qu'ils appellent *la blanche*, et surtout le vin rouge qu'ils s'imaginent être tout à fait innocent. Tissot considérait la sobriété comme la base de toute gnérison. Ce grand praticien qui résidait dans un pays où, en fait de vin, on connaît peu le précepte *utere et non abutere*, ne voyait que les inconvénients de ce puissant toni-que, et l'eau était l'unique boisson qu'il permettait aux épi-leptiques.

Dans un service d'épileptiques il faut faire largement la part du feu, parce que leur infirmité est ancienne, mystérieuse dans sa genèse, souvent rebelle à toute intervention et toujours fantasque dans sa marche : *Opprobrium artis*, disait-on au-trefois de l'épilepsie.

C'est ainsi que dans la statistique de l'Antiquaille, que nous avons établie très-succinctement, on compte sur 124 ma-lades 24 décès dus à des maladies intercurrentes ou à la convulsion, 21 cas de folie et 20 cas stationnaires. Mais n'est-ce pas un grand progrès et une part considérable faite à l'es-pérance que de constater 19 guérisons et 40 améliorations. Ces guérisons ne sont pas définitives, dira-t-on; mais plu-sieurs années c'est déjà beaucoup, et c'est pour les maintenir que ni le professeur Arthaud, ni le docteur Perroud, mes prédécesseurs dans la division des hommes, ni moi-même dans celle des femmes n'avons jamais renvoyé un seul ma-lade alors même que ses crises avaient cessé. Les améliora-tions ne consistent pas seulement dans l'éloignement des crises, mais en même temps dans une modification no-table de l'économie; car tout épileptique est ou névropathi-que, ou dyspeptique, ou anémique, quelquefois même tout ensemble.

Pour obtenir soit la guérison, toujours trop lente à venir, soit la moindre amélioration, il faut employer toutes les res-sources de la thérapeutique. Il faut en même temps que l'hygiène lui vienne constamment en aide, et chez les épileptiques pauvres l'hospitalisation peut seule la donner. A l'Antiquaille elle a produit des résultats incontestables, parce qu'elle y est pratiquée avec discernement et que l'autorité du médecin y est suffisante, telle que la rendent nécessaire l'état psychique des malades et la durée indéterminée de leur séjour.

D'abord, ces malades ne sont admis qu'après examen préalable du chef de service, tant au moment de l'inscription qu'au jour de l'entrée, ce qui n'a jamais lieu dans les établissements similaires. Ensuite, l'admission une fois prononcée, le malade, comme le voulait Parchappe, est assimilé, pour les conditions de l'internement, aux aliénés placés volontairement. Il est soumis à un règlement pour lequel le médecin a eu voix consultative. Ce règlement, très-paternellement appliqué, n'en constitue pas moins la règle de tous les instants. Il faut voir avec quelle intelligence, quel art, quelle patience les gardiens, frères et sœurs, savent l'interpréter, pour diriger et calmer ces êtres si susceptibles, si impressionnables et si jaloux; et comment, sans les contrarier, ils parviennent à tourner les difficultés de la vie commune. Ils comprennent très-bien, en effet, que traiter des épileptiques, c'est non-seulement leur donner des médicaments, mais mêler leur propre vie à celle de leurs malades, partager leurs travaux et leurs distractions, rendre en un mot leur existence aussi clémente que possible. Sans une douce persuasion, le travail ne serait pas possible, et sans travail l'ennui, le vice et tous les travers arriveraient bien vite pour empêcher toute guérison. « En songeant, dit Delasiauve, combien une existence oisive est nuisible à l'homme en santé, on conçoit tout ce qu'une vie inerte doit avoir pour les épileptiques de funeste et de dangereux. Cette inactivité, en exagérant la disposition morbide, aggrave les conséquences des crises. »

A voir l'ordre, le calme, la gaîté même qui règnent dans la division des femmes, on se douterait peu qu'on est au milieu des malades les plus ingouvernables. De même, les hommes offrent le spectable d'un travail régulier qu'on a pu obtenir d'eux, en leur permettant de l'exercer au dehors du préau et avec une rémunération de 25 centimes par jour.

Aussi peut-on appliquer au quartier des épileptiques ce qu'Esquirol disait d'une maison d'aliénés, quand il la considérait comme un instrument de guérison, comme l'agent thérapeutique le plus puissant. Les malades comprennent le bien qu'ils ressentent de ce régime de vie, puisqu'ils acceptent en retour une réclusion longue et volontaire, et l'expriment souvent à ce sujet dans un langage plus ou moins réaliste. J'ai retenu deux de leurs appréciations qui les résument toutes. Un jeune homme qui avait chez lui des crises d'excitation maniaque et qui était devenu immédiatement très-calme, même avant tout traitement, me disait : « Ici du moins on ne me contrarie pas pour ma maladie. » Un autre, ouvrier fort habile et qui trouvant rarement de l'ouvrage à cause de sa maladie, subissait tous les inconvénients de l'oisiveté intermittente, avouait que si, à l'Antiquaille, il n'était ni triste, ni sauvage, c'est qu'il ne connaissait plus ni souci, ni chômage, ni excès.

L'hospitalisation bien comprise des épileptiques est, à mon avis, la première condition de la cure de l'épilepsie. Cette cure doit être dirigée, non en vue de telle méthode, mais d'après l'examen de chaque malade ; car peu de malades ont tant de particularités morbides que les épileptiques. C'est en tenant un compte minutieux de ces particularités et en

instituant pour chacun d'eux un véritable casier pathologique, qu'on arrive soit à discerner l'étiologie, soit à découvrir l'épilepsie symptomatique, si différente au point de
vue du pronostic de l'épilepsie idiopathique.

Un grand progrès a donc été réalisé. On peut dire des
épileptiques ce qu'Esquirol disait des aliénés : « Ces prétendus
incurables ont été élevés à la dignité de malades. » A Lyon
leur quartier est un spécimen de ce que pourrait être un
grand asile destiné à recueillir des convulsifs indigents.
Comme toutes les sections de l'Antiquaille, ce service, il
est vrai, a le défaut de n'être qu'un quartier ; mais l'Administration des hospices, dont tous les établissements sont
occupés, n'a ni la mission ni les moyens de consacrer à une
seule catégorie de malades, quelque intéressante qu'elle soit,
la totalité d'un de ses établissements. Il faut qu'elle donne
asile à toutes les misères.

Eh bien, ce que n'ont pu faire ni l'État, ni les départements, ni les communes, ni l'assistance hospitalière d'aucune
ville française, la charité privée a pu l'accomplir, en instituant, *à l'asile de la Teppe*, l'assistance des épileptiques non
aliénés.

La réalisation de ce projet est due à un simple particulier,
au comte de Larnage, l'un des derniers représentants d'une
famille qui, depuis plus de deux siècles, est en possession d'un
remède anti-épileptique. Ce médicament, composé de suc frais
du *gallium album* ou caille-lait, de la famille des rubiacées,
qui croit en abondance sur le même coteau que le célèbre
vignoble de l'Ermitage, est distribué gratuitement et indis-
tinctement à tous les malades, le premier jour de la lune des
mois de mai et de septembre. Cette distribution, qui attire

une foule de malades de tous les points de la France et même de l'étranger, se fait à Tain, dans la Drôme, au domicile même de la famille de Larnage.

En face d'une affluence toujours croissante de gens qui venaient prendre part à la distribution du remède légendaire, le comte de Larnage, tout en maintenant la distribution du gallium, eut, en 1857, la pensée de fonder un asile de traitement pour les épileptiques. Dans ce but, il fit l'acquisition du vaste domaine de la Teppe, à 2 kilomètres de Tain, et en confia la direction aux filles de la charité de Saint-Vincent-de-Paul. Cet établissement, connu sous le nom d'*Asile de la Teppe,* est devenu la propriété de cette communauté.

Situé sur les bords du Rhône, l'asile de la Teppe n'a ni l'aspect ni le caractère d'un hospice, encore moins celui d'une maison d'aliénés. Le climat y est très-sec et salubre, l'horizon presque sans limites. Les murailles, à peu près absentes, même entre les deux sexes, sont remplacées par l'heureuse disposition d'un vaste champ de plantation et de verdure, et par une surveillance aussi bienveillante qu'attentive. Dans la chapelle, qui est d'un beau style, dont un pensionnaire a été le généreux donateur, chaque sexe a son côté sans autre séparation. L'intervention médicale, d'abord mal définie, y est devenue prépondérante, grâce au docteur Tournaire, médecin très-populaire dans la contrée, et qui a fait une étude spéciale de l'épilepsie, sans la considérer comme exclusivement tributaire du *gallium album.*

L'asile de la Teppe contient 230 malades. Pour répondre à toutes les exigences de fortune, les malades sont divisés en quatre classes qui représentent aussi bien que possible les diverses classes de la société. Pour les administrations publiques et les départements, il y a des abonnements. L'assistance publique de Paris paie 500 fr. pour des enfants mieux placés là qu'à Bicêtre ou à la Salpêtrière. La Nièvre et la Côte-d'Or sont cotées à 550 f. Il y a 43 gratuits appartenant à la Drôme. Le département du Rhône a *douze* places à 500 fr. qu'il aurait voulu augmenter, mais sa demande a été rejetée comme onéreuse, et *quatre* à 800 fr. payés par le département, les familles et les communes. Les indigents sont en minorité à la Teppe. On a peine à comprendre que certains départements qui gémissent de ne pas avoir d'asiles spéciaux pour les épileptiques, n'aient pas, comme avec les asiles d'aliénés, des traités avec le vaste et paternel établissement.

Malgré l'aberration des sentiments affectifs chez les épileptiques, ces classes, grâce au tact du personnel choisi dans une congrégation d'élite, mènent une véritable vie de famille. Les malades jouissent d'une certaine liberté ; ils peuvent aller à Tain et dans les environs sans que leur présence cause ni effroi ni stupeur : les habitants étant dès longtemps familiarisés avec le mal comitial, par les malades épileptiques qui, depuis deux cents ans, se succèdent dans le pays pour le traitement externe et vivent côte à côte dans leur propre demeure. Aussi, dans cette région hospitalière, n'ont-ils plus l'air sauvage et morose qu'ils ont partout ailleurs où on les fuit. L'aisance de leurs allures, le résultat tout naturel du système familial employé avec eux frappe le visiteur qui les examine avec l'œil de l'observateur et non avec l'indifférence du touriste.

Je ne parle pas de l'asile de la Teppe sur la foi d'autrui. J'y ai fait trois longues visites. La première sans intermédiaire auprès des malades et avec une très-grande liberté ; la seconde avec mon collègue Tournaire ; une troisième fois j'ai assisté à la distribution du remède. J'ai donc vu, étudié et observé les pensionnaires et les externes. Chaque fois j'ai éprouvé une vive satisfaction, et je me rappelais celle que j'avais eue tant d'années auparavant, quand après avoir quitté Bruxelles et traversé cette plaine stérile qu'on appelle la Sibérie de la Belgique, j'étais arrivé à Gheel, dans ce village où un millier d'aliénés est réparti entre les familles vivant ainsi au milieu d'êtres raisonnables et prenant part à leurs travaux, comme à leurs joies et à leurs peines.

A la Teppe, comme à Gheel, les malades sont assez libres pour ne pas se sentir séquestrés ; et leur horizon n'est point borné par ces hautes murailles qui donnent à tant d'hospices ou asiles l'aspect de forteresses ou de prisons. Et de même que dans le village belge, il y a des malades qui restent volontiers dans les familles après y avoir retrouvé leur raison ; il y a à la Teppe des épileptiques qui y restent, après guérison, dans la crainte de ne pas retrouver dans leur pays et même dans leur famille une société aussi bienveillante. Au moins là, rien ne leur rappelle l'ostracisme qui pèse, dans le monde, sur tout épileptique, même quand il ne l'est plus. J'ai vu à la Teppe trois malades qui se trouvaient dans ces conditions de guérison depuis plus de quatre ans. Ils m'ont tenu le même langage. Leur prédilection pour la Teppe était dictée par le contraste entre la sollicitude dont ils y avaient été entourés et l'isolement qui les attendait dans leur propre famille.

Chose remarquable et qui m'a vivement frappé, c'est l'esprit de dévoûment et d'abnégation que la direction de la Teppe a su inspirer, plus encore par l'exemple sans doute que par la parole, à tous les membres de la communauté. Ici les diverses classes se fréquentent, et les riches protègent les pauvres qui acceptent avec gratitude leur patronage. En dépit des distances sociales, le sentiment d'une même déchéance morale semble rapprocher les cœurs et fait tourner au profit des petits les avantages que donnent aux grands l'éducation et la fortune. C'est même cette gradation des rangs parmi les pensionnaires, comme la graduation des pensions qui en est la conséquence, qui, par une touchante compensation, a permis à l'œuvre de se développer.

### CONCLUSIONS.

Les considérations que je viens de présenter sur la situation précaire des épileptiques en France démontrent, ce me semble, la nécessité de faire à ces malheureux une part plus grande dans l'assistance publique. Leur nombre toujours croissant, l'appoint considérable qu'ils fournissent aux aliénés, les dangers qu'ils courent eux-mêmes et ceux qu'ils font courir aux autres par leurs impulsions plus souvent maladives que coupables, tout fait à l'État, aux départements, aux communes un devoir de stricte charité non moins que d'intérêt bien entendu, de remédier à l'abandon si regrettable dont les épileptiques ont été jusqu'ici l'objet.

Une loi, paraît-il, est en préparation dans ce but; on ne saurait trop par tous les moyens en hâter l'élaboration et l'application, et souhaiter qu'elle soit animée du même esprit qui a inspiré la loi tutélaire du 30 juin 1838. Mais le besoin que vise cette loi est pressant, et le plus sûr, en attendant l'action gouvernementale toujours lente, est d'y pourvoir par les efforts de la charité.

La charité, à cet égard, peut prendre bien des formes. La plus simple, le plus économique, c'est le traitement externe et gratuit, tel qu'il se pratique à Tain, à Paris et à Lyon. Il peut rendre de grands services à la condition qu'il soit continué avec persévérance et associé à l'hygiène. Il permet le séjour dans la famille.

L'hospitalisation dans un quartier d'hôpital, comme à l'Antiquaille, ou mieux dans un refuge spécial comme à la Teppe, remplit mieux les conditions de la science moderne. Enfin la colonisation à la campagne, comme le voulait Ferrus et comme je l'ai entendu préconiser récemment par l'inspecteur général Constans, au milieu de populations rurales que l'intérêt et la coutume auraient préparés à recevoir les épileptiques, est le mode le plus propre à conduire ceux-ci à une guérison dont la possibilité n'est plus contestable ni contestée.

L'expérience montre que la guérison de l'épilepsie est d'autant plus à espérer que le traitement de cette maladie a été commencé plus près de ses débuts. L'expérience fait voir surtout que le traitement pharmaceutique, dont l'importance est indéniable, doit être secondé par une hygiène qui modifie profondément la manière d'être des malheureux auxquels elle est appliquée. Il faut les soumettre à une sorte d'entraînement physique et moral qui change les conditions de leur existence, et dont le milieu ambiant puisse leur donner les moyens et l'exemple. Pour refaire un organisme atteint dans son élément le plus intime, le système cérébro-spinal, il faut trois choses que l'hospitalisation seule peut assurer : la médication, la règle et le temps, que Sydenham, dans son langage de praticien, appelait le roi des médecins.